AF315431

Theriano.

T 19
86

PRINCIPES FONDAMENTAUX

DE LA

PHILOSOPHIE MÉDICALE,

SOUMIS A L'EXAMEN

DE MM. LES PROFESSEURS DES SCIENCES MÉDICALES

DE LA VILLE DE PARIS.

Par G. THERIANO, MÉDECIN GREC.

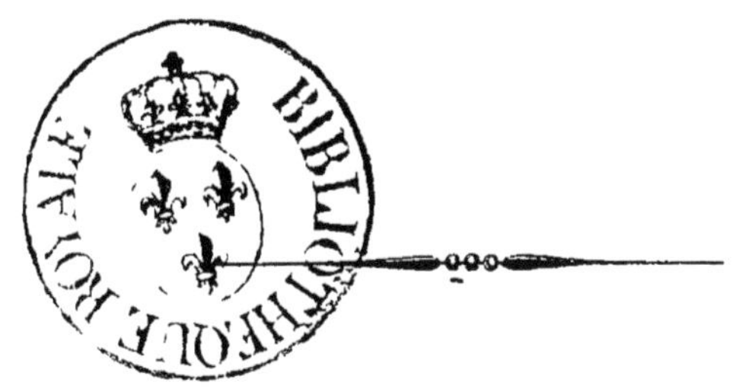

PARIS.

IMPRIMERIE DE FIRMIN DIDOT,

IMPRIMEUR DU ROI ET DE L'INSTITUT,

RUE JACOB, N° 24.

1825.

PRINCIPES FONDAMENTAUX

DE LA

PHILOSOPHIE MÉDICALE.

L_E grand nombre d'ouvrages publiés sur la médecine me prescrit de ménager le loisir des savants, auxquels il suffit de présenter une idée pour leur en indiquer toute l'étendue. Je me restreindrai donc à exposer en peu de mots les principes sur lesquels, selon moi, la médecine philosophique doit se fonder.

La vie est le centre d'où partent et où aboutissent toutes les théories médicales. En examinant la vie dans tous ses rapports, on découvre que son existence dépend de la réunion de beaucoup de conditions, dont les proportions ne peuvent jamais être altérées sans qu'elle ne soit troublée dans son exercice, et qu'elle ne finisse par s'évanouir.

En considérant d'ailleurs que, pendant la vie, le corps organisé arrive de son *minimum* à son *maximum* relatif; que dans cet agrandissement progressif, toutes les parties de sa masse se manifestent sous le type organique et avec tous les caractères qui n'appartiennent qu'à la vie ; que cette augmentation de la masse organique ne s'effectue qu'avec des matériaux empruntés à la nature extérieure, nous devons en conclure que ces matériaux ne pourraient se mettre en rapport avec elle, si elle n'avait une nature commune avec eux.

Attribuer la cause des phénomènes vitaux à une force abstraite spéciale, ce serait supposer que cette force se réunissant comme élément à des matériaux étrangers produirait la matière organique : et dans ce cas, cet élément devrait garder les proportions dans lesquelles a été effectuée sa combinaison ; car ces proportions ne pourraient varier sans de nouvelles additions ou soustractions du même élément, et non des matériaux dont l'accroissement affaiblirait son intensité.

Observant en effet que la vie ne nous est connue que par la manifestation de l'organisation, et que cette organisation ne peut se produire qu'avec des matériaux qui sont en rapport avec elle ; nous devons en tirer la conséquence, que la vie résulte de ces mêmes matériaux. Mais comme chacun de ceux-ci, dans son état d'isolement, ne manifeste aucun des phénomènes vitaux, et qu'il exige sa réunion avec d'autres, laquelle ne s'effectue qu'avec des proportions déterminées ; il s'ensuit que la vie ne dépend ni de l'un ni de l'autre de ces matériaux, mais de la coopération qui résulte de leur union.

En conséquence, on doit concevoir la vie comme

un acte qui se produit ou qui se manifeste par la coopération de beaucoup de conditions, qui, en des proportions déterminées, se réunissent au principe de l'unité ; et par suite, comme un produit divers et de l'une et de l'autre de ces conditions, quoique participant des dispositions de toutes.

D'après cela, on voit bien que la sensibilité et la contractilité, qui ne se manifestent que pendant l'existence de la vie, ou dans sa totalité, ou dans ses conditions locales, ne doivent être considérées que comme la même vie, et n'exprimer que la variation des modes par lesquels elle effectue ses rapports avec tout ce qui est compris dans la totalité de la nature.

Et, puisque les degrés et les modes changent à proportion du changement des degrés et des modes d'après lesquels ces conditions se réunissent, et que les proportions de ces conditions dans la totalité de leur réunion sont diverses de celles de leur réunion locale, les phénomènes qui résultent de la totalité doivent différer de ceux qui émanent de la localité.

En appliquant à l'économie organique cette variation des degrés et des modes d'après lesquels les conditions locales se réunissent, on aura la raison par laquelle la contractilité, par exemple, est à son *maximum* dans le système musculaire, et la sensibilité à son *minimum* ; et dans le système nerveux, la sensibilité à son *maximum*, et la contractilité à son *minimum*.

De ces considérations on peut déduire encore : que comme on ne doit pas confondre l'acte qui résulte des conditions avec l'aptitude à le produire ; la force organique qui ne se manifeste qu'après le développement organique, et qui ne s'exerce qu'après la réunion de beaucoup de conditions, ne doit point être confondue non plus avec l'aptitude qu'ont les conditions à la produire par leur réunion. Donc, la force vitale ne pourra jamais être considérée comme une force productrice de la vie, ni comme une propriété, mais comme un acte qui en résulte secondairement.

Ainsi, les états de santé et de maladie ne dériveront pas directement de la variation du degré de cette force vitale ou de cette propriété, et l'on ne pourra plus admettre l'exaltation des propriétés vitales, ou la sur-excitation dans la partie qui reçoit l'action du stimulus, comme causes de l'inflammation.

Ajoutons que les conditions dont la vie dépend, étant une continuité des agents matériels qui en diverses proportions, et en divers modes réunis dans la totalité de la nature, produisent les différentes opérations, elle doit elle-même être considérée comme développant des actions qui participent et des unes et des autres de ces mêmes opérations ; et par conséquent, on ne peut arrêter son attention à la seule action du stimulus, qui en dernière analyse n'est qu'une action mécanique et non physiologique, parce qu'alors on n'envisagerait la vie que dans un de ses rapports.

Pour connaître le mode d'après lequel la vie s'altère dans son état normal, il faudra examiner le mode d'après lequel ses opérations se correspondent entre elles et exercent simultanément leurs rapports avec la nature extérieure.

Faisant maintenant abstraction de la dépendance où elle est de ces relations avec les matériaux qui correspondent à ses conditions, la vie a un besoin absolu d'être alimentée par la portion de l'atmosphère enlevée par la respiration. Or, dans cette opération, le sang, par ses rapports chimiques, étant exposé à des combinaisons qui dans la circulation artérielle présentent à toutes les parties de l'organisation la condition principale de sa réanimation; il faut dire que dans toute l'organisation s'effectue un acte, qui dans ses conditions et dans ses rapports est semblable à celui qui s'opère dans le poumon.

Et puisque toutes les parties de l'organisation ont en diverses proportions des rapports avec le sang, que dans toutes s'effectuent des opérations relatives au dégagement de la matière organique, que les éléments de cette matière se saisissent de ce fluide; il s'ensuit que dans toutes les parties de l'économie, il existe en diverses proportions les mêmes dispositions. Toutefois ces dispositions ne manifestent pas des actions uniformes et identiques, mais l'une s'exerce dans un sens et un mode opposé à l'autre; de façon que l'une déterminant l'autre à la continuation de ses actions, toutes se réduisent à une coopération réciproque, et toutes dans une dépendance mutuelle manifestent l'état de conspiration organique.

D'un autre côté, nous venons d'observer que la vie

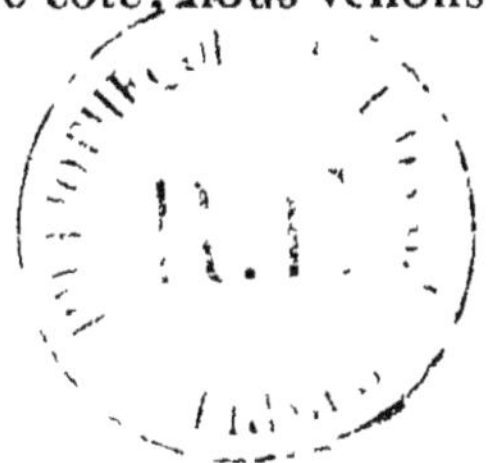

ne peut pas continuer sans la directe et immédiate influence des conditions qui existent en relation de continuité avec les agents compris dans la totalité de la nature. Or, comme par la variété de positions les relations changent entre ces agents; il s'ensuit que la vie, dans la variété de ses positions, change aussi les modes et les proportions de ses rapports avec eux, et que les conditions dont elle dépend se trouvent en des proportions relatives d'augmentation ou de diminution.

Mais dans cette variation de rapports, il n'arrive pas toujours un changement correspondant dans les proportions de toutes les conditions. Au contraire, les unes relativement aux autres, en augmentant ou en diminuant, développent des actions qui ne sont plus analogues à l'état normal. Or, comme les conditions locales de la partie qui directement est exposée à la variation de ces rapports, sont celles dont les proportions s'altèrent immédiatement; il en résulte que les actions de cette partie doivent être celles qui changent les premières d'après le changement de ses rapports.

Lorsque ce changement arrive par une addition aux proportions d'une ou de plusieurs conditions, les actions qui se développent relativement à l'état normal sont en plus; elles sont en moins, lorsqu'il se fait une soustraction dans les proportions de ces conditions.

On peut appeler *état positif* le premier de ces deux états, pour le distinguer du second, qu'on peut appeler *négatif*.

Ces deux états opposés dérivent à leur tour de causes dont les unes, relativement à l'économie animale, sont dans l'état positif, et les autres dans l'état négatif. En effet, lorsque l'homme existe sous l'influence du calorique, il augmente les proportions d'une des conditions de la vie, et il est exposé à l'action d'une cause positive. Au contraire, lorsqu'il existe sous l'influence du froid, il diminue les proportions de cette même condition, et il est exposé à l'action d'une cause négative.

Quoique ces deux états soient opposés, et dérivent de causes opposées, les effets qui en résultent dans l'économie animale sont néanmoins les mêmes. Il n'y a de différence que dans le mode, dans les proportions, et dans l'organe où ils se développent. En effet, lorsque l'organe est en rapport direct avec des causes positives, les proportions de ses conditions augmentent, et les actions qui en résultent doivent être, comme nous l'avons dit, des actions positives. Lorsqu'il est en rapport avec des causes négatives, il doit arriver une soustraction des proportions de ses conditions, en vertu de laquelle les actions qui se développent relativement à l'état normal doivent être des actions négatives. Mais ce changement arrivant d'après une soustraction effectuée dans les proportions des conditions, il doit s'ensuivre une diminution proportionnelle de ses dispositions organiques, et un changement du mode et du degré par lesquels cet organe entretient ses rapports avec les autres organes et avec les fluides, qui, n'étant plus dans la même relation, ne peuvent parcourir l'organe avec les mêmes proportions ; d'où résulte une augmentation dans la masse des fluides en circulation. Dans ce changement des rapports, l'organe qui existe dans l'état négatif n'oppose donc plus à son correspondant la même somme de résistance physiologique ; de sorte que l'expansion de celui-ci prévaut alors, et le dispose davantage à être parcouru par une quantité plus grande de fluides que dans l'état normal. C'est ainsi que se développent ensuite toutes les actions qui distinguent l'état positif.

Par cette manière de concevoir les variations physiologico-pathologiques qui succèdent dans les organes, on a la raison pour laquelle des causes négatives doivent résulter des effets égaux aux effets des causes positives, avec la différence que les actions positives, produites par des causes positives, se développent dans le même organe qui exerce ses rapports directement avec ces causes ; et au contraire, que les actions positives, qui dérivent des causes négatives, se développent dans l'organe qui correspond à celui dont les rapports s'exercent directement avec ces causes négatives. En effet, on voit que par l'action négative du froid qui s'exerce sur la peau, se produisent des inflammations dans les muqueuses ou dans les séreuses, etc., qui sont les organes correspondants ; et en attendant, on voit suspendues les sécrétions et les éliminations qui s'opéraient par cette membrane.

Ces modes d'actions qui s'effectuent dans l'économie animale, se démontrent en observant que toutes les actions organiques et toutes les opérations, quoique en correspondance réciproque et en influence directe ou indirecte l'une sur l'autre, s'exercent cependant par des mouvements de contraction et d'expansion, qui alternent et dans le même organe et avec ses correspondants, tellement que, coïncidemment à la contraction de l'un, arrive l'expansion de l'autre. Ainsi les organes, relativement les uns aux autres, se manifestent dans un état d'opposition ; et par cette raison dans le changement des rapports, il arrive qu'un des organes développe des actions qui prévalent sur celles de son correspondant.

Cet état d'opposition relative se retrouve non-seulement entre l'une et l'autre partie d'un même organe, ou d'un système organique avec son correspondant ; mais il existe entre l'une et l'autre des opérations qui résultent de la coopération de plusieurs tissus organiques. Nous avons des exemples de la première de ces oppositions dans les ventricules du cœur, dont les mouvements alternent avec ceux des oreillettes ; dans ceux du système artériel avec le veineux ; dans ceux qui ont lieu entre ces systèmes et les capillaires ou les lymphatiques : et de la seconde, dans les absorptions cutanées qui sont en opposition relative avec celles qui s'exercent par les muqueuses, séreuses, etc., et dans l'affaissement de l'activité intellectuelle, pendant que la digestion s'opère dans toute son étendue.

D'après ce principe, il est évident que les actions

extérieures ne peuvent pas produire dans les divers organes ou dans les divers tissus, des effets qui, en proportions et en modes, soient identiques. Il s'ensuit aussi qu'indépendamment du contact, par le moyen d'une excitation ou d'une réaction, un organe, par exemple, en état d'inflammation, ne peut pas déterminer son correspondant à un état identique avec le sien, parce que cet état ne se produit que par l'influence des mêmes causes ou de causes diverses, ou enfin qu'il est dans l'état opposé à l'état d'autres organes correspondants.

De ce même principe il suit encore qu'on ne peut considérer un des organes comme foyer constant d'où partent et où aboutissent les divers états pathologiques. Parce que, selon la variation des causes, ces états pathologiques peuvent se développer dans d'autres organes ou dans d'autres tissus, dont les conditions soient en rapport avec ces causes.

Il faut toutefois avoir égard aux organes qui sont exposés directement aux influences des causes extérieures, et qui peuvent en conséquence, dans la majorité des cas, constituer le foyer le plus fréquent des maladies. Aussi l'idée de la fréquence de l'inflammation de la muqueuse gastro-entérique nous paraît-elle une des idées les plus heureuses; ainsi que la non-existence de l'essentialité des fièvres, qui, d'après notre façon de penser, sont des phénomènes d'un mode de combustion déterminée par l'augmentation des proportions du calorique qui se dégage dans un ou plusieurs organes enflammés, et qui s'universalise en s'unissant aux fluides en circulation.

De l'ensemble de ces principes nous déduisons enfin, que dans tout cas pathologique coexistent deux états en opposition relative l'un à l'autre. Le premier se manifeste avec les phénomènes d'une inflammation qui, dans ses conditions, pourra être complète ou incomplète; le second, avec les phénomènes d'un défaut vital ou une dégradation dans l'échelle de l'organisation. Dans l'un s'exercent des actions d'une intensité augmentée; dans l'autre, des actions par lesquelles l'organe s'écarte de ses liens avec les autres. Dans l'un et dans l'autre on a non-seulement une variation dans les rapports avec la quantité des fluides; mais, de plus, une variation des conditions, desquelles résulte leur qualité. On peut s'assurer de ceci en observant que, comme en raison de chaque modification vitale spécifique s'opèrent les sécrétions, et toutes les élaborations qui regardent les fluides; la modification vitale étant changée, le mode d'après lequel le travail humoral s'effectue doit changer aussi. Alors les conditions de ces fluides ne sont plus les mêmes que celles qui appartiennent à l'état de santé.

En conséquence, dans les maladies on ne doit pas se borner à considérer les phénomènes qui se manifestent dans un de ces états; mais il faut embrasser ceux qui se manifestent dans ces deux états, examiner le degré de prédominance de l'un sur l'autre, et le comparer avec l'importance de l'organe qui est dans l'état opposé à celui qui est le foyer de la prédominance. Il faut aussi ne pas négliger les variations humorales qui, en rapport avec les modifications qui surviennent aux organes, alimentent leur état actuel.

Par suite de la même théorie, les phénomènes qui se manifestent pendant le cours d'une maladie doivent être distingués en positifs et négatifs. Nous considérons comme positifs ceux qui émanent de l'organe ou du tissu qui existe dans l'état d'inflammation, ou, comme nous l'avons dit, dans l'état positif; et comme négatifs, ceux des organes ou tissus qui existent dans l'état négatif, ou qui exercent des actions par lesquelles ils manifestent une dissociation organique. Pour donner une idée de cette distinction, on peut produire l'exemple d'une variété de la fièvre pernicieuse syncopale : dans cette fièvre, la dégoûtante sensation métallique, la douloureuse expansion des organes du bas-ventre en vertu de laquelle ils sont pénétrés d'une quantité de fluides beaucoup plus grande que dans l'état normal, et l'action mécanique, que dans le plus léger mouvement du malade ces organes opposent au diaphragme, etc., sont des symptômes positifs. Au contraire les sueurs, le pouls petit, qui se perd à la compression, la pâleur, les défaillances, sont des symptômes négatifs qui émanent de l'opposition « primitive ou secondaire » dans laquelle se rangent la peau, le poumon, le cœur et le cerveau.

Cette même théorie de l'opposition dans laquelle les organes se manifestent, peut nous donner une interprétation assez lumineuse de la périodication des fièvres.

Ces principes généraux étant posés, il nous reste à faire observer que, bien que des causes positives comme des causes négatives aient toujours pour effet le développement d'une inflammation, et la manifestation d'un défaut vital dans les organes correspondants; cependant, ces inflammations et ces défauts vitaux ne doivent pas être confondus dans l'application curative. L'inflammation qui se développe après l'action de causes positives, exige des moyens plus prompts et plus actifs que celle qui est produite par des causes négatives. Voilà pourquoi on peut saigner de gros vaisseaux avec plus de confiance et avec plus d'avantage dans la première que dans la seconde, pour laquelle on doit préférer les déplétions capillaires, qui, lentes dans leurs effets, sont moins propres par là à produire une subite inégalité de correspondance.

Par rapport au défaut vital, il faut également distinguer celui qui dérive de causes positives, de celui qui est l'effet direct des causes négatives. Dans le premier on peut employer, avec plus de confiance les bains que dans le second, auquel conviennent au contraire les vésicatoires. Mais sur tout cela on ne pourrait rien avancer sans s'engager dans l'explication du mode d'après lequel ces diverses applications exercent leurs rapports avec les organes et avec les tissus de l'économie animale; et ce doit être l'objet d'un ouvrage séparé.

Tels sont les principes sur lesquels, selon moi, devrait se fonder la médecine philosophique. Mais ne pouvant prononcer moi-même sur leur exactitude, j'ai l'honneur de les soumettre au jugement des savants qui, par la supériorité de leurs lumières, ont acquis le droit de fixer le degré de confiance qu'on doit accorder à toute nouvelle doctrine.

AVIS.

J'ai donné une idée de la théorie que je viens d'exposer, dans la première partie d'un ouvrage *sur les variations organiques qui se succèdent dans le cours de la vie.* Cette première partie, publiée en langue italienne pendant mon séjour à Bologne, renferme aussi une réfutation de la nouvelle doctrine médicale italienne qu'on enseigne dans cette université. Mais les fautes nombreuses qu'il m'a été impossible de prévenir dans l'impression de cette première partie, m'obligent d'en donner une seconde édition.